Christophe Sand

Uvéa

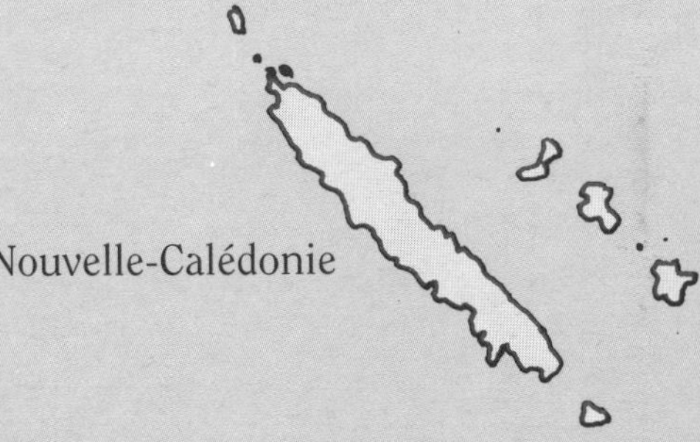

OCEAN
Solomon Islands
Vanuatu
Nouvelle-Calédonie

PACIFIQUE
Phoenix Islands
Tokelau Islands
Île Wallis
Île Futuna
Western Samoa
American Samo
Fiji
Tonga

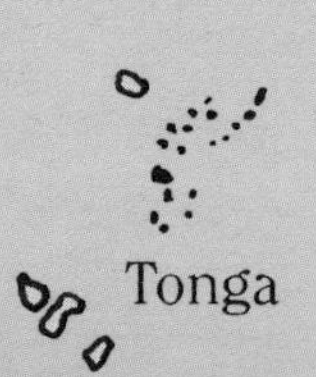

Données de classification
Cataloguing in Publication Data

Uvéa: la préhistoire de Wallis, île de la Polynésie occidentale.
Cristophe Sand

Uvea: the Prehistory of Wallis, a West Polynesian Island.
Cristophe Sand

ISBN 2-87263-159-3

Edited by Guyot E. - Imprimerie s.a., Rue Ransfort No 25 - B. 1080 Bruxelles, Belgium.
Tel : (32-2) 410 25 60 - Fax : (32-2) 410 21 88

Printed by Monotypia Franchi Carlo, Via A. Vespucci No 10 - I - 06012 Città di Castello (PG), Italy
Tel/Fax : (39-75) 857 81 01

Diffused by Editions Grain de sable, B.P. 4750 - 98847 Nouméa Cedex, Nouvelle-Calédonie
Tel : (687) 27 30 57 - Fax : (687) 25 16 26

Christophe Sand

Uvéa

la préhistoire de Wallis,
île de la Polynésie occidentale

EDITIONS Grain de sable
Nouméa, Nouvelle-Calédonie

REMERCIEMENTS

Cette plaquette est une courte synthèse d'un rapport réalisé en 1989 dans le cadre du centre ORSTOM de Nouméa. Elle a pour but de présenter un survol illustré du patrimoine ancien de cet archipel de la Polynésie occidentale et de contribuer à informer les Wallisiens sur leur passé.

Ce programme archéologique n'aurait pas pu être entamé sans l'accord et le soutien du Lavelua et des autorités coutumières de Wallis. L'Association Socio-Culturelle pour l'Art Wallisien et Futunien a été l'interlocuteur privilégié et le coordinateur des organisations sur le terrain au cours des différentes missions, grâce en particulier à Sioli Pilioko, qui a été à l'origine de la réalisation de cette plaquette.

De nombreux retards et un regrettable désaccord ne permettant pas une cosignature par tous les membres de l'équipe ethno-archéologique ayant travaillé sur Wallis, ont ralenti la publication de ces pages, qui n'auraient pas vu le jour sans la persévérance de Giorgio Leotta et de Mario De Pretis Cagnodo. Je tiens également à remercier J.C. Galipaud, A. Marliac et B. Gérard de l'ORSTOM qui ont commenté une première version de l'ouvrage. Mes remerciements vont aussi à mes parents François et Thérèse Sand-Cubadda qui n'ont pas ménagé leurs efforts au cours des sept dernières années pour faire aboutir ce projet et à M. Julien du CNRS pour son soutien constant.

Mes remerciements vont enfin à tous les amis ayant participé aux campagnes de fouilles et particulièrement Sakopo Tialetagi, pour les merveilleux mois de travail passés en leur compagnie.

Christophe Sand

UVÉA

la préhistoire de Wallis,
île de la Polynésie occidentale

L'île d'Uvéa, plus connue sous le nom de Wallis (176°, 12 E et 13°, 17 S), Territoire français d'Outre-Mer, est un royaume de Polynésie occidentale. Entourée à l'est par les îles Samoa, au sud-ouest par les îles Fidji et Futuna et au sud par les îles Tonga, elle se situe dans une région géographique considérée comme le berceau de la culture polynésienne.

L'île principale, d'une quinzaine de kilomètres de long sur huit de large, est constituée d'un socle basaltique d'origine volcanique. Elle a un relief peu marqué, percé d'anciens cratères abritant des

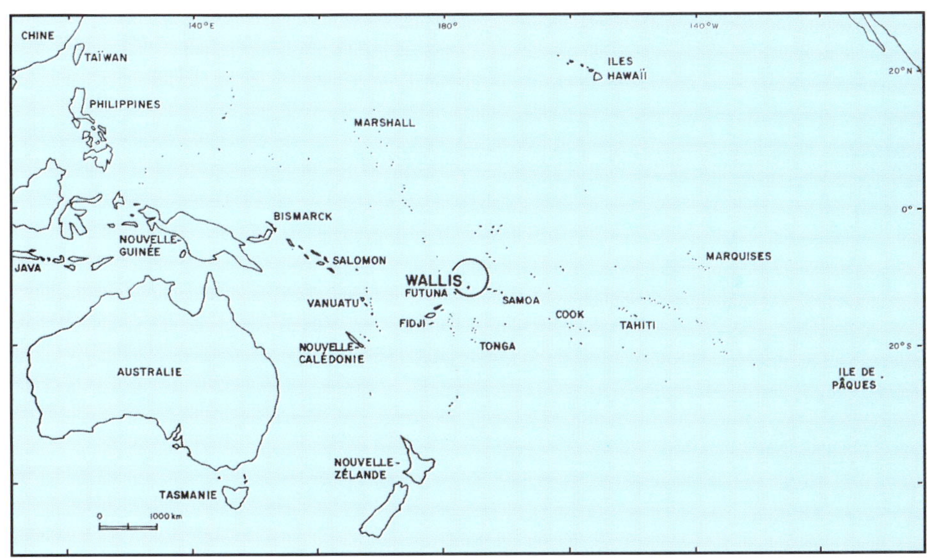

Fig. 1 - Localisation de l'île de Wallis dans le Pacifique.

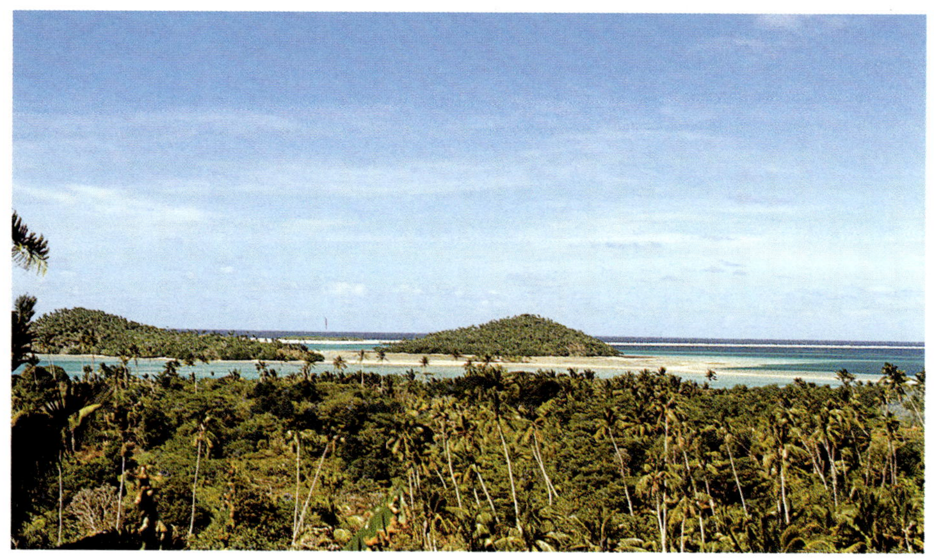

Fig. 2 - Vue des îlots et du lagon oriental de Hahake

lacs. Protégée par une barrière corallienne sur laquelle sont dissé-minés des îlots, Uvéa possède un somptueux lagon. «Découverte» en 1767 par le capitaine anglais Samuel Wallis, ses habitants virent débarquer les premiers missionnaires français en 1837.

Mais d'où viennent les habitants d'Uvéa ? Depuis quand sont-ils là ? La tradition orale, relevée pour la première fois à la fin du siècle dernier par le Révérend Père Henquel et publiée en 1937 par l'ethnologue américain E. G. Burrows dans un livre sur l'ethnologie d'Uvéa, racontait que les premiers arrivants avaient été des navigateurs des îles Tonga débarqués au quinzième siècle. Mais avant cette époque, l'île était-elle déserte ?*

(*) EDWIN G. BURROWS, *Ethnology of Uvea (Wallis Island)*, Bernice P. Bishop Museum Bulletin No. 145, Honolulu, Hawaii, 1937.

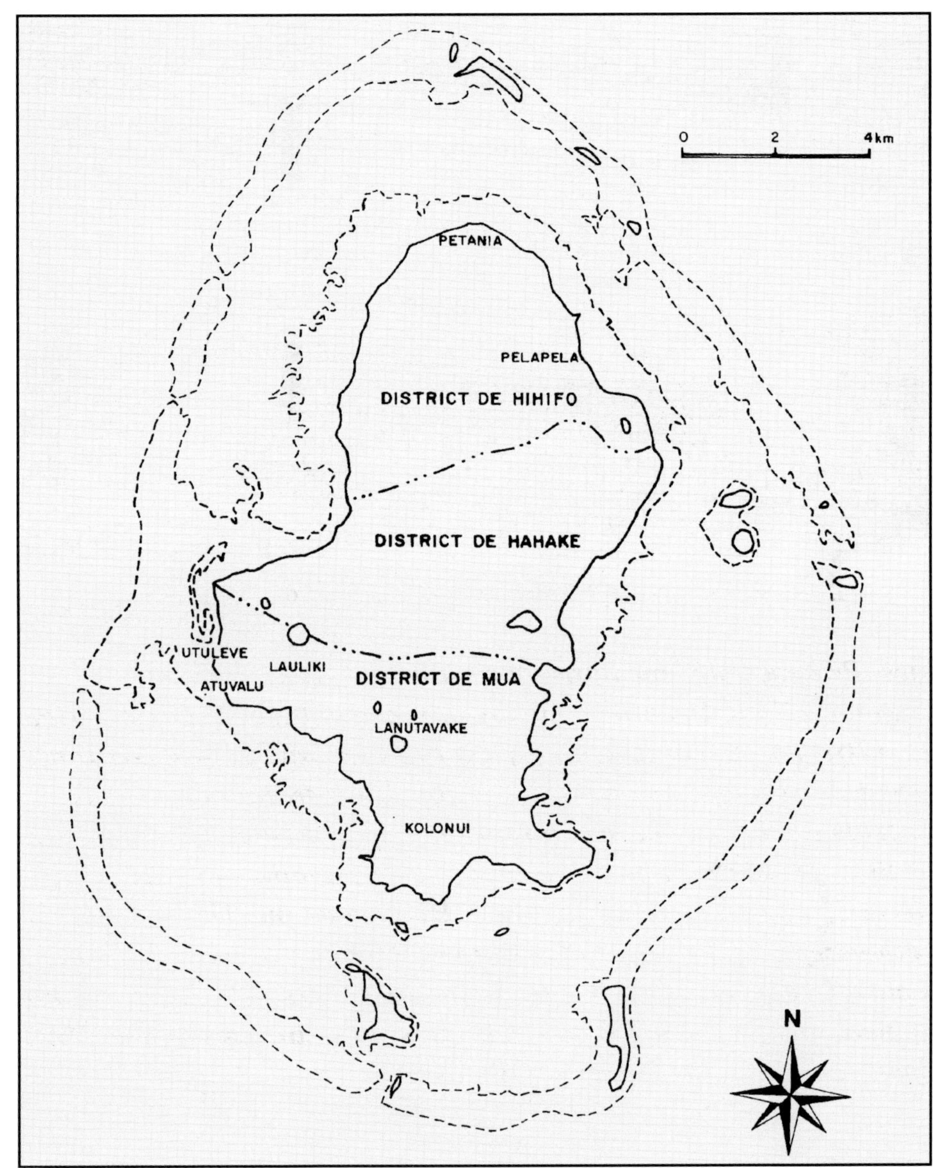

Fig. 3 - Carte de l'île d'Uvéa localisant les sites archéologiques présentés dans le texte

Autant de questions auxquelles des recherches préhistoriques et ethno-archéologiques de plusieurs années, menées conjointement par l'ORSTOM et le CNRS, souhaitaient donner des réponses. Ce fascicule présente brièvement quelques résultats de ces recherches.

LES OBJECTIFS ET LES MÉTHODES DE RECHERCHE

Depuis les années 1960, de nombreux travaux archéologiques ont été menés dans les principales îles du Pacifique sud. Ils ont permis de fournir des données précises sur les plus anciens peu-

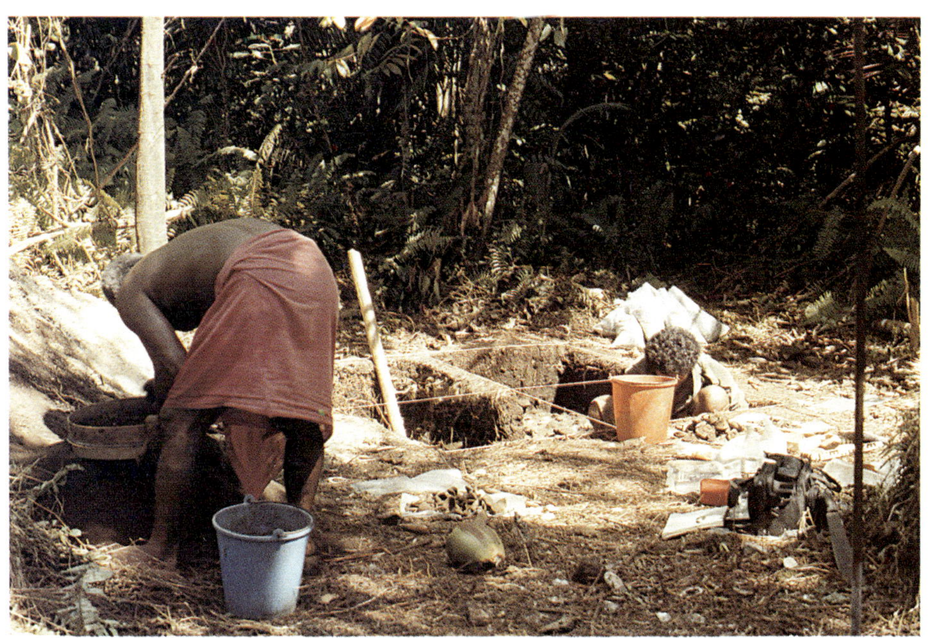

Fig. 4 - Fouille sur le site Lapita d'Utuleve

plements et la préhistoire de cette partie du monde. Les objectifs du programme archéologique mené à Uvéa entre 1982 et 1989 étaient de découvrir comment l'île s'inscrivait dans ce peuplement général.

Afin de répondre à ces questions, il était nécessaire de découvrir et d'inventorier les vestiges matériels et traditionnels laissés par les habitants d'Uvéa. Les recherches ont été menées dans trois directions :

- *la recherche préhistorique, par des fouilles sur des sites anciens, devait permettre de découvrir des vestiges archéologiques (céramique, herminettes, foyers, restes de maisons etc.) et de dater les occupations humaines par le Carbone 14 ;*

- *la recherche ethno-archéologique devait permettre de découvrir et de relever sur plans les monuments anciens disséminés sur l'île (fortifications, routes, sépultures, tertres d'habitat etc.) qui peuvent être identifiés à partir des traditions orales relatives à ces monuments ;*

- *la recherche ethnohistorique. En relevant les généalogies des grands titres aristocratiques et les événements importants décrits par les traditions orales, elle permet de reconstituer l'histoire pré-européenne récente d'Uvéa.*

LA PRÉHISTOIRE ANCIENNE D'UVÉA

Les modalités de peuplement du Pacifique par les Océaniens ont toujours été un motif d'étonnement pour les navigateurs et de fierté pour les peuples du grand Océan. Le début de l'histoire humaine d'Uvéa se place dans cette aventure.

Le premier peuplement du Pacifique occidental insulaire

Il est aujourd'hui démontré que les îles proches de la Nouvelle-Guinée, au moins jusqu'aux îles Salomon, furent peuplées à partir de 35 000 ans avant Jésus-Christ par des populations d'origine asiatique. Le peuplement du Pacifique occidental insulaire est comparativement beaucoup plus récent, puisque les archipels de cette région semblent avoir été peuplés seulement à partir du milieu du deuxième millénaire avant Jésus-Christ, par des marins austronésiens partis des côtes de

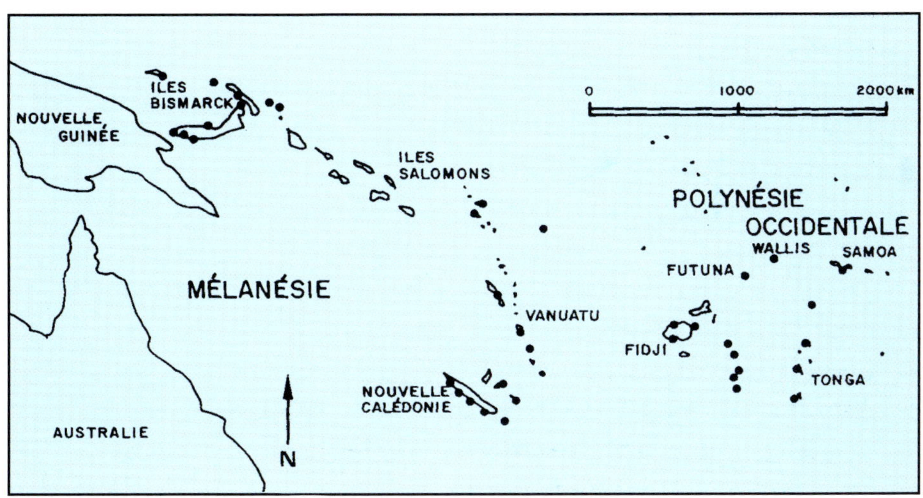

Fig. 5 - Carte de localisation des principaux sites Lapita

la Nouvelle-Guinée et des îles avoisinantes. Des communautés humaines s'installèrent dans l'ensemble de la Mélanésie du sud et de la Polynésie occidentale jusqu'à Samoa et à Tonga en moins de cinq siècles.

Le fil conducteur archéologique de ce premier peuplement actuellement connu des archipels isolés du Pacifique occidental est un type de poterie très particulier nommé poterie *Lapita*. Ces poteries de formes variées comportent des décors réalisés à l'aide d'un peigne appliqué sur la pâte avant la cuisson. Elles devaient avoir une valeur culturelle importante. La majorité des sites archéologiques de cette période, aussi bien en Mélanésie qu'en Polynésie occidentale, renferment des tessons de cette tradition céramique Lapita. Découvertes aux îles Fidji, à Samoa et à Tonga, les traces de ce peuplement n'avaient pas encore été trouvées à Uvéa.

LE PLUS ANCIEN PEUPLEMENT D'UVÉA

Le premier volet des recherches consistait donc à trouver les plus anciennes traces du peuplement d'Uvéa. Lors de la campagne de fouilles archéologiques menée en 1983, un site Lapita, daté d'environ 1000 ans avant Jésus-Christ, fut mis au jour sur la côte ouest de l'île principale, à Utuleve.

Les premiers arrivants, en provenance d'une autre île de la région, s'étaient installés sur ce site car il offrait tous les avantages pour la survie d'un premier village permanent. En face du rivage se trouvait, dans le récif, une passe qui permettait d'accéder rapidement à la haute mer pour les grandes pêches ainsi qu'un grand platier fournissant de nombreuses variétés de coquillages. Le lagon tout proche fournissait un approvisionnement en poisson et garantissait la survie de la population en cas de disette. A l'arrière du village, vers l'intérieur de l'île, la présence d'un marais dans le prolongement d'une baie aujourd'hui comblée permettait de disposer d'eau douce et, sans doute, de cultiver des tubercules ou d'autres plantes amenées sur les pirogues.

Les premiers habitants d'Utuleve avaient donc une alimentation variée, composée de produits de la mer et probablement de cultures vivrières auxquels venaient s'ajouter le cochon, le poulet et le rat, amenés sur les pirogues. Enfin, ces nouveaux arrivants chassaient la faune sauvage, parmi laquelle les tortues marines et un gros pigeon *(Ducula davidi)* rapidement exterminé.

Les fouilles ont mis au jour de nombreux vestiges, entre autres des tessons de poteries, parfois décorés de motifs Lapita,

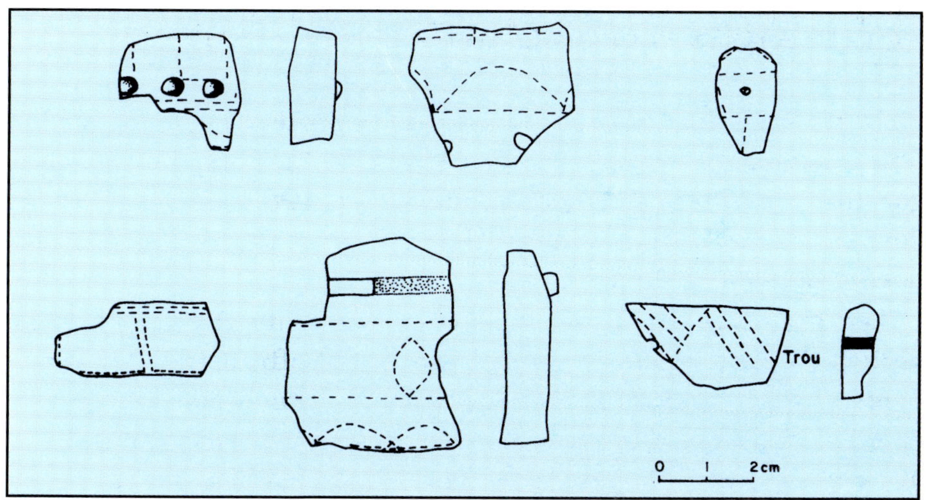

Fig. 6 - Tessons du site d'Utuleve, comportant un décor pointillé de tradition Lapita

ainsi que des bracelets de coquillages, des pendentifs en nacre ou en bénitier et des herminettes en basalte. A la limite entre la plage en bordure de l'ancienne baie et le marais a été découverte une plate-forme empierrée, construite en remblayant une partie du marais de blocs de basalte sur une hauteur pouvant atteindre un mètre.

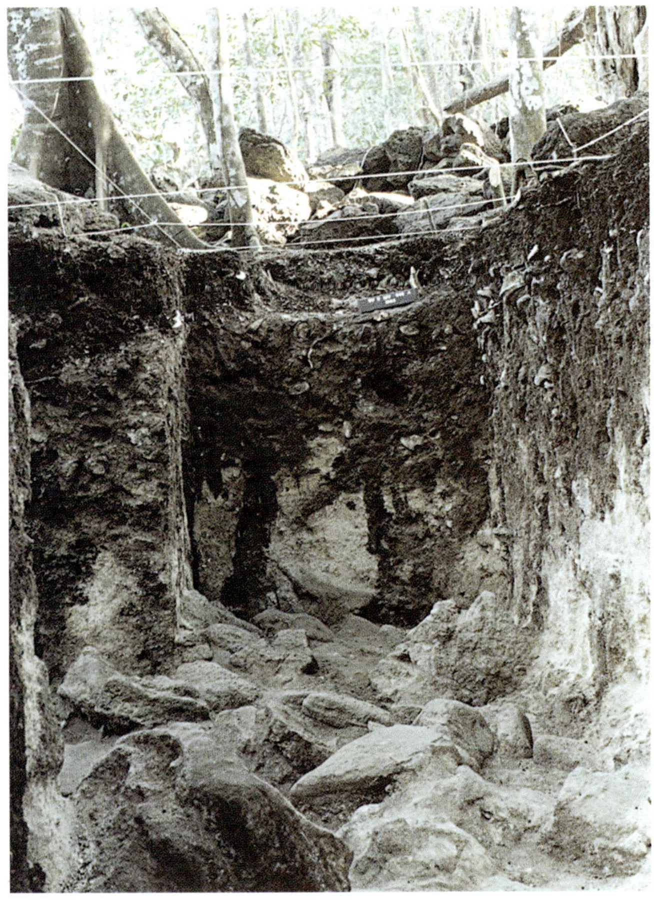

Fig. 7 - La plate-forme empierrée du site d'Utuleve

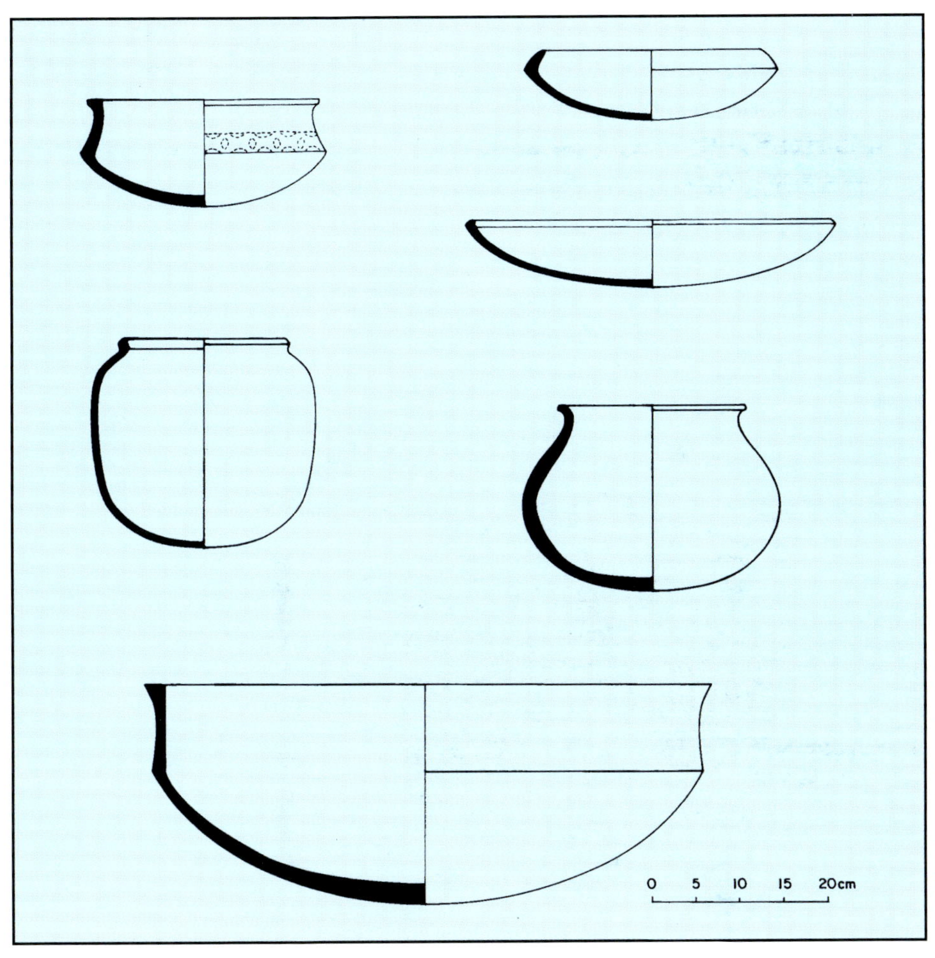

Fig. 8 - Quelques formes de poteries fabriquées à Uvéa

EVOLUTION DE LA SOCIÉTÉ, DE LA CULTURE ET ÉCHANGES ENTRE LES ÎLES

Durant les premiers siècles d'occupation humaine d'Uvéa, les habitants gardèrent des contacts réguliers avec d'autres populations installées à Fidji, à Samoa et à Tonga et avec lesquelles ils avaient des relations de parenté. Des réseaux d'échange de produits comme les herminettes et probablement d'échanges coutumiers et matrimoniaux permettaient de garder une homogénéité dans les évolutions culturelles des différentes îles de la région.

L'accroissement démographique de la population entraîna la création de nouveaux villages, ainsi que le défrichement des terres de l'intérieur d'Uvéa afin de multiplier les cultures horticoles. L'île se divisa progressivement en plusieurs ensembles politiques autonomes régis par des chefferies. Des rivalités de terre apparurent entre ces ensembles, provoquant des guerres et le développement de zones-refuge sur le plateau central. On sait peu de choses sur cette période mais il semble qu'elle se caractérise, au niveau régional, par une diminution des contacts entre les archipels de la Polynésie occidentale.

Vers 700 ans avant Jésus-Christ, la réalisation de poteries décorées de pointillés Lapita cessa et les potiers ne fabriquèrent plus que des récipients pour l'usage quotidien. Quelques mille ans plus tard, l'utilisation de la poterie fut abandonnée à Uvéa, comme dans l'ensemble de la Polynésie occidentale.

L'ETHNO-ARCHEOLOGIE D'UVÉA

Lors de la prospection archéologique d'Uvéa, plusieurs variétés de monuments ont été recensées. L'enregistrement des traditions orales relatives à ces structures ainsi que l'étude archéologique et les comparaisons régionales ont permis de mieux comprendre l'histoire de l'île durant le dernier millénaire.

Les débuts de l'expansionnisme tongien et ses répercussions à Uvéa

Au cours des siècles, certaines îles du Pacifique central exercèrent un contrôle politique sur des archipels voisins. Les traditions orales de Polynésie occidentale s'accordent à dési-

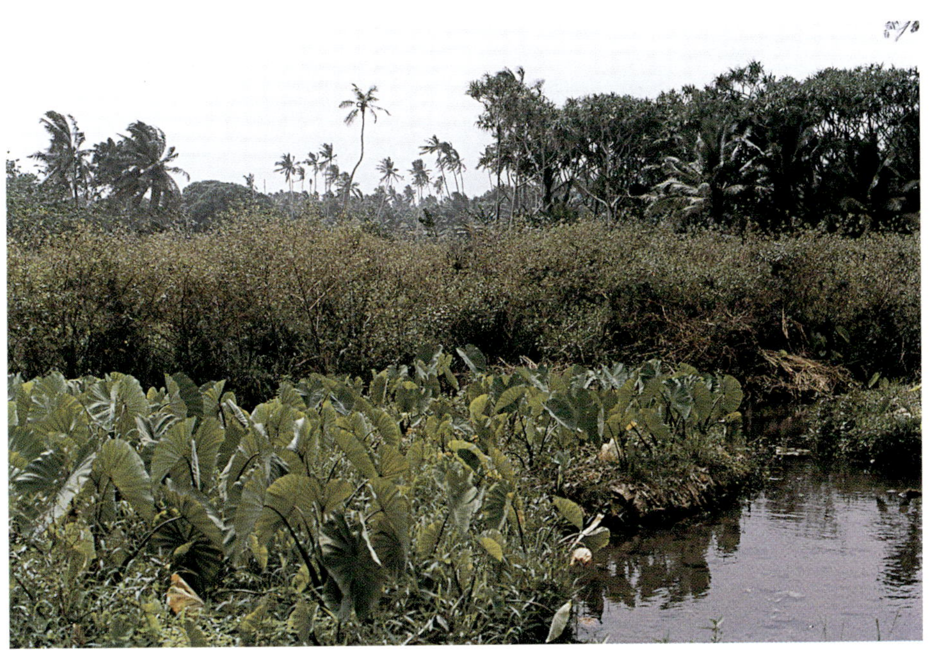

Fig. 9 - Tarodière irriguée *(to'oga)*, dont les buttes sont plantées de taros d'eau *Colocasia*

gner l'île de Tongatapu, au sud de l'archipel de Tonga, comme le principal centre politique expansionniste durant le second millénaire après Jésus-Christ.

Les Tui Tonga, lignée dirigeante de Tongatapu, tentèrent à plusieurs reprises au cours des siècles d'envahir d'autres îles de Polynésie occidentale et de Fidji afin de contrôler, entre autres, les systèmes de redistribution des productions vivrières. Les données de la tradition orale et certaines découvertes archéologiques indiquent qu'Uvéa fut touchée par ces vagues de conquêtes durant la première moitié du second millénaire après Jésus-Christ. Durant cette période, les chefferies du sud développèrent des relations coutumières privilégiées avec la dynastie des Tui Tonga et adoptèrent certaines traditions culturelles de Tonga.

L'INVASION D'UVÉA PAR LE TUI TONGA KAUULUFONUA

Au cours du quinzième siècle, le sud de l'île d'Uvéa dut subir une attaque tongienne menée par le Tui Tonga Kauulufonua. Celui-ci avait pris prétexte de l'assassinat de son père pour monter une expédition maritime. La flotte quitta Tongatapu vers le nord et prit successivement possession de toutes les îles de l'archipel tongien. Battus à Futuna et aux îles Samoa, les tongiens réussirent cependant à s'implanter durablement à Uvéa.

La tradition orale rapporte que l'invasion de l'île se fit en plusieurs étapes. Les tongiens arrivèrent sur leurs grandes pirogues et s'implantèrent tout d'abord sur plusieurs îlots et dans le sud de l'île. Une fois installés en nombre grâce à l'arrivée de familles de nobles et de guerriers de Tonga, les chefs de guerre tongiens firent construire un certain nombre de grandes places fortifiées, notamment Lanutavake et Kolonui, afin de se protéger des attaques des populations locales. A partir de ces retranchements, reliés entre eux par des routes fortifiées gardées par des guerriers en armes, ils mirent en place une politique de conquête de l'ensemble de l'île.

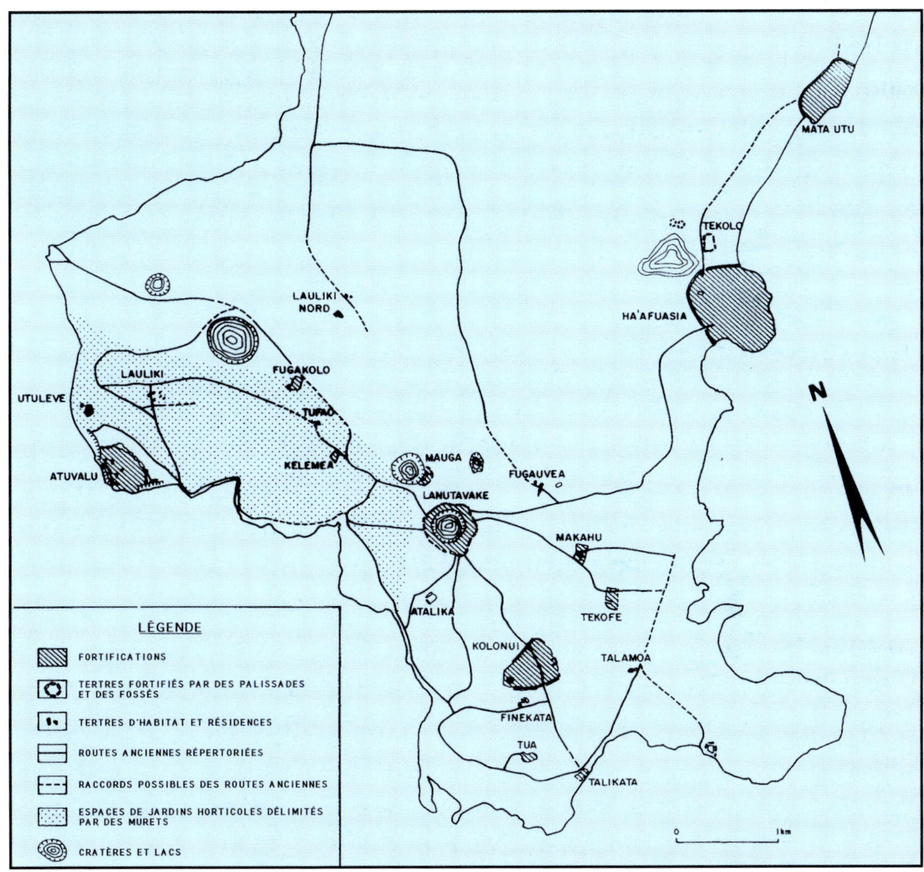

Fig. 10 - Carte de répartition des anciens sites fortifiés, des routes et des résidences du sud de l'île d'Uvéa

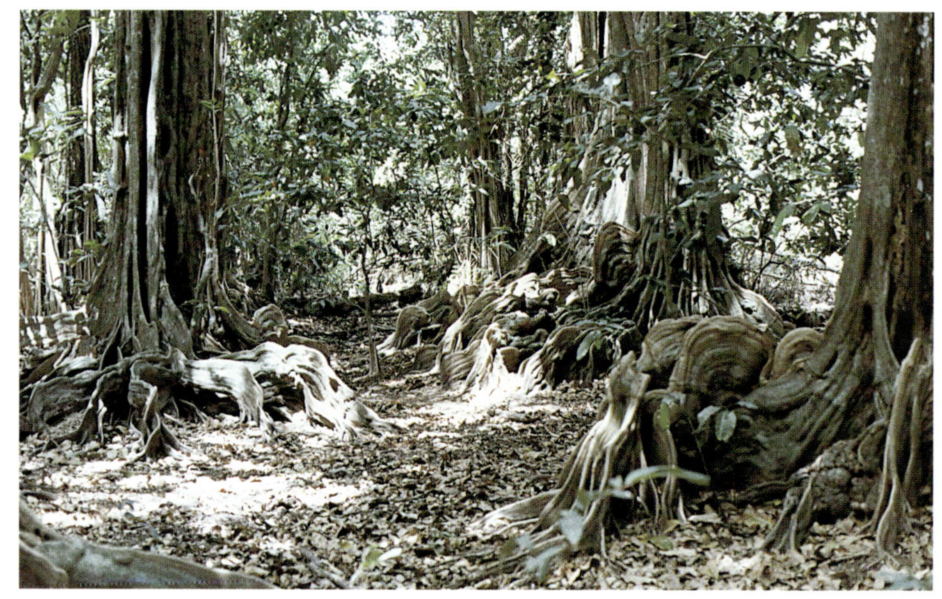

Fig. 11 - Le marais de To'ogatoto

Les pressions incessantes de l'occupant aboutirent à des rébellions d'une partie de la population locale réfugiée dans le nord. Les troupes coalisées avaient pour but de restaurer les anciennes chefferies et de libérer le pays de la tutelle tongienne. Les guerriers partirent d'Alele dans le nord-est de l'île et provoquèrent la «guerre de Molihina». Après avoir battu les tongiens à plusieurs reprises, la bataille finale vit la victoire des troupes tongiennes, soutenues par une partie de la chefferie. Il s'en suivit de terribles massacres dont le plus sanglant eut lieu dans la tarodière de To'ogatoto, «la tarodière de sang», où les vainqueurs exterminèrent les guerriers d'Alele.

Cette guerre synthétise probablement plusieurs événements historiques ; elle a surtout valeur de symbole.

LES FORTIFICATIONS, LES ROUTES ET LES VILLAGES ANCIENS D'UVÉA

La majorité des grands monuments que l'on rencontre aujourd'hui dans l'intérieur d'Uvéa datent de la présence tongienne. Les forts sont parmi les structures les plus spectaculaires. Leur étude démontre une connaissance parfaite des moyens défensifs. Les murs pouvaient atteindre plusieurs mètres d'épaisseur et trois mètres de hauteur. Des portes basses comportaient des chicanes et des systèmes de palissades. De gigantesques fossés, parfois profonds de plusieurs mètres, entouraient les murs. D'autres, aménagés avec des pieux aiguisés et jouant le rôle de pièges, complétaient l'ensemble.

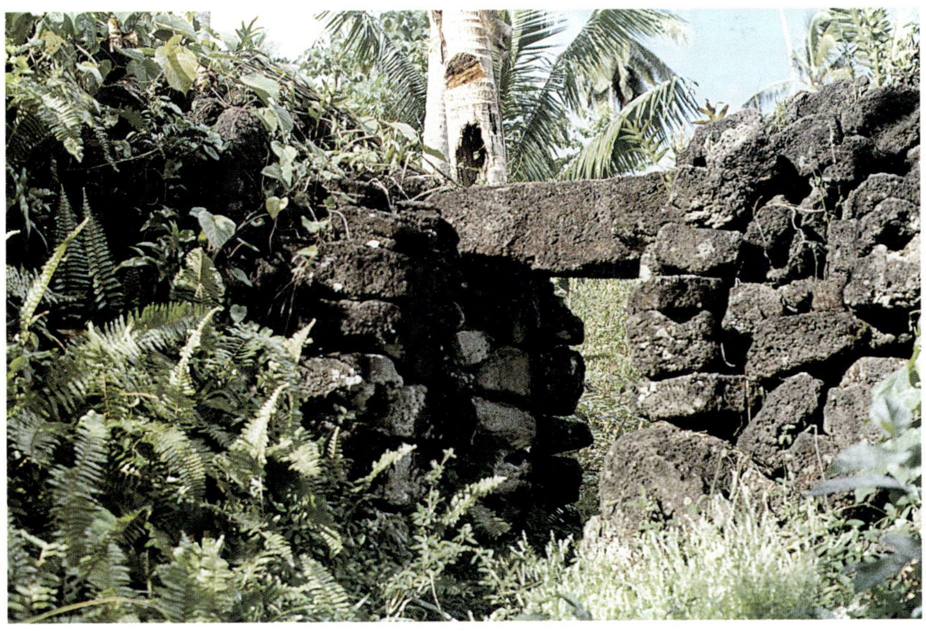

Fig. 12 - Entrée monumentale du fort de Makahu

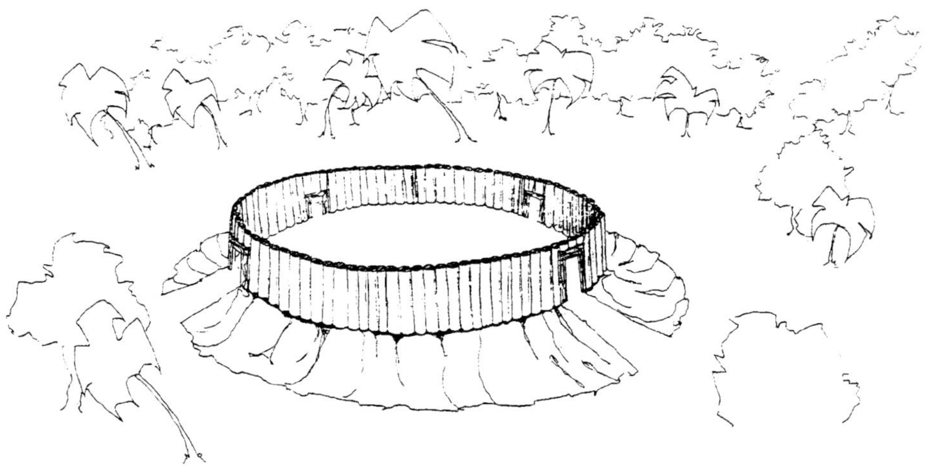

Fig. 13 - Tentative de reconstitution d'un fort en terre

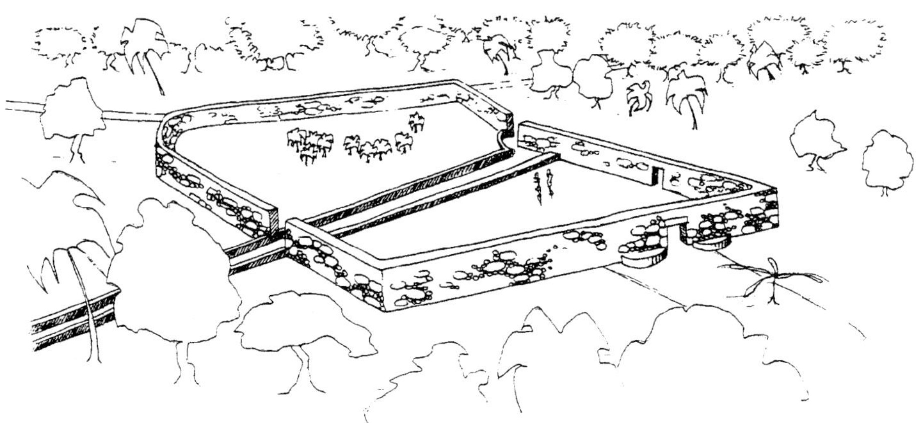

Fig. 14 - Tentative de reconstitution de l'ensemble défensif de Makahu

L'intérieur de ces forts était divisé en plusieurs structures construites. Certaines servaient de plates-formes d'habitat, d'autres d'espaces cérémoniels et politiques. L'exemple le plus impressionnant se trouve dans l'enceinte du fort de Kolonui. Il s'agit du gigantesque monument de Talietumu, long de quatre-vingt mètres, large de quarante-cinq mètres et haut de cinq mètres, réalisé en amoncelant des blocs de basalte.

Les relevés de surface ont démontré qu'en plus des routes fortifiées reliant les différents forts, l'île était sillonnée par de nombreuses voies de communication aménagées.

Enfin, plusieurs villages abandonnés et d'anciens ensembles de jardins horticoles délimités par des murets ont été décou-

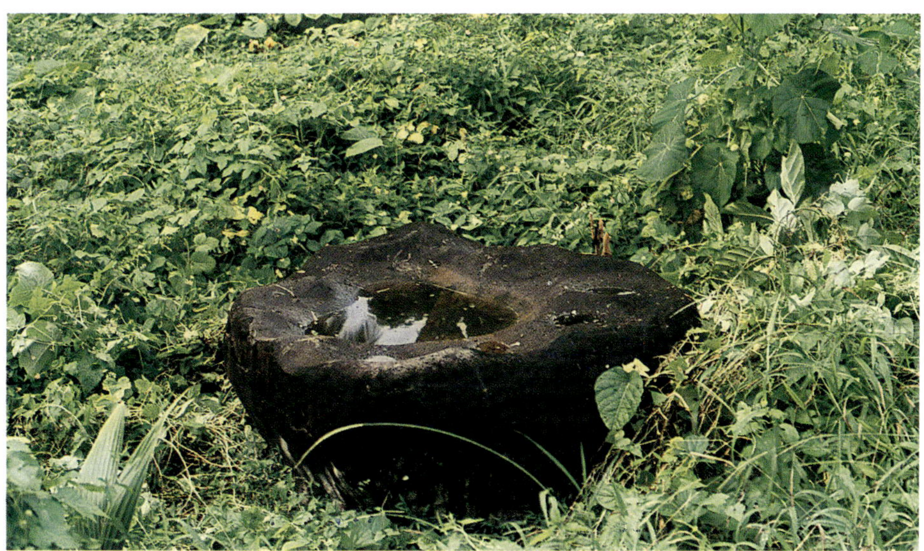

Fig. 15 - Grand polissoir en basalte de Lauliki, qui aurait été utilisé d'après les traditions comme plat à Kava

verts dans le sud-ouest d'Uvéa. Le plus grand village relevé se trouve à Lauliki. Il se compose de nombreux ensembles de tertres d'habitations entourés de murets. Ce lieu servait de point de jonction à plusieurs routes anciennes. C'est également dans ce village qu'aurait été assemblée, d'après certaines traditions, une partie de la grande pirogue *Lomipeau*.

Le tertre Malama Tagata d'Utuleve

Un des intérêts du relevé systématique des traditions orales est de pouvoir donner des renseignements sur l'histoire événe-

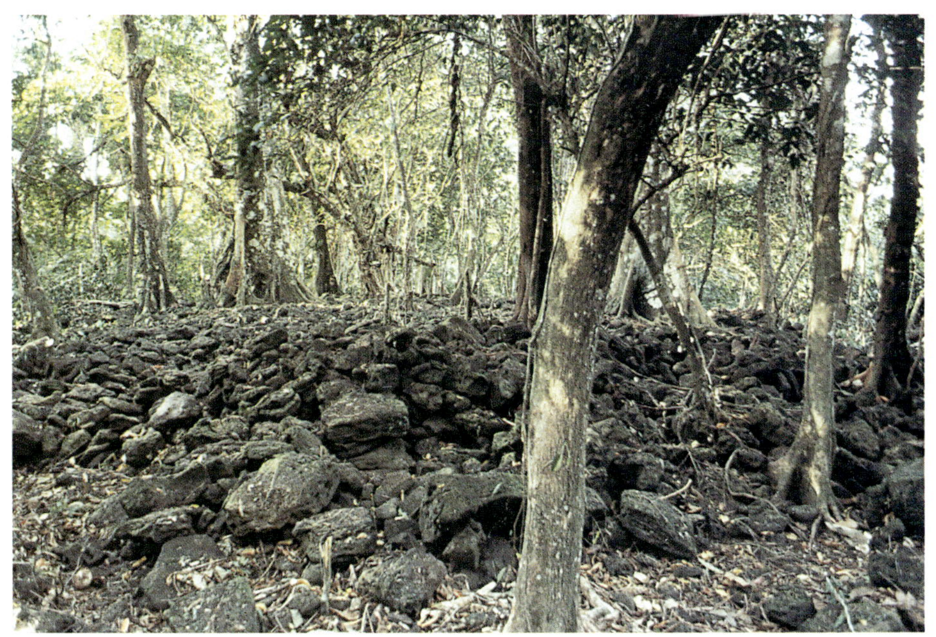

Fig. 16 - Le tertre d'habitat *Malama Tagata* à Utuleve

mentielle des différents monuments abandonnés. C'est ainsi qu'au-dessus de la plate-forme aménagée à Utuleve durant le premier millénaire avant Jésus-Christ, se trouve le *Malama Tagata*, un monument érigé avec des blocs de basalte. Ce nom veut dire littéralement «homme torche» et fait référence à un épisode de l'histoire de l'île. D'après la tradition relevée par Burrows, c'est sur ce monument que la fille du Kalafilia mit au monde un fils, le Tui Alagau connu sous le nom d'Alokuaulu. Afin d'éclairer l'accouchement et de donner plus d'éclat à la naissance de ce futur chef, son père, Taimalelagi, frère du Tui Tonga, ordonna que plusieurs hommes soient enterrés debout dans des cavités aménagées sur la plate-forme. D'après certaines traditions, ils furent ensuite décapités, enduits de résine et servirent de torches humaines pour éclairer la scène.

LES MONUMENTS FUNÉRAIRES ET LES SÉPULTURES ANCIENNES D'UVÉA

Un des volets de la recherche, toujours sous-tendue par la tradition orale, fut l'étude des différentes sépultures d'Uvéa et la fouille archéologique de plusieurs tombes.

La typologie des monuments funéraires

Les tongiens ont introduit à Uvéa la tradition de construire des monuments funéraires surélevés. Ils avaient coutume de bâtir pour leurs souverains et leurs hauts dignitaires, de gigantesques sépultures, nommées *Langi* ou *Faitoka*. La plus admirable, le *Paepae-o-telea*, se trouve à Tongatapu. Les Tui Tonga étaient enterrés dans de grands caveaux funéraires aménagés à l'intérieur du monument.

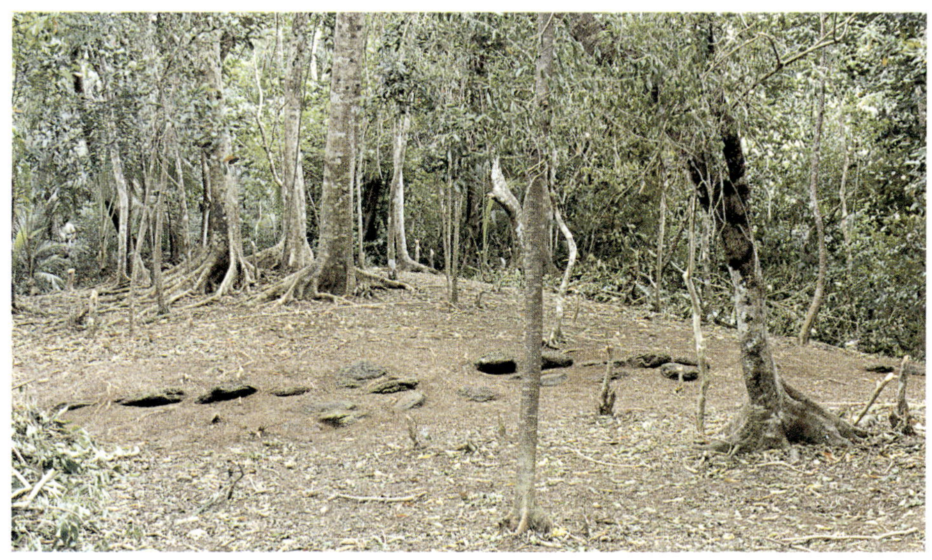

Fig. 17 - Un tertre funéraire d'Atuvalu à Lausikula

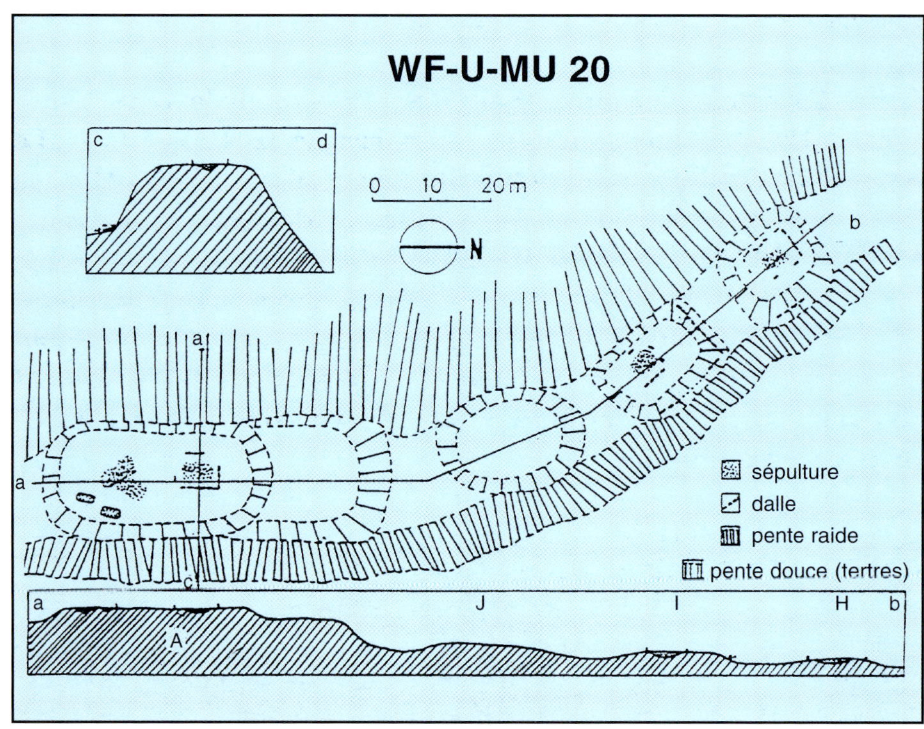

Fig. 18 - Plan de l'alignement de tertres funéraires et de tertres d'habitat au sommet du promontoire fortifié d'Atuvalu

Au cours du relevé des différents monuments de surface, plus de soixante-dix ensembles de sépultures ont été recensés à travers l'île d'Uvéa et les îlots. Ce travail a permis de dresser un tableau typologique des différentes formes que pouvaient avoir ces structures. Mais rien, de l'extérieur, n'indiquait les modes d'enterrement présents à l'intérieur des sépultures. Afin de découvrir les anciens rites funéraires, il était nécessaire de fouiller, avec l'accord des autorités coutumières, plusieurs tombes.

LA FOUILLE D'UNE TOMBE À ATUVALU

En 1983, un ensemble funéraire situé dans la partie sud-ouest d'Uvéa, à Lausikula dans le district de Mua, fut étudié. Le promontoire autour de la pointe de Lausikula est délimité dans sa partie orientale par un fossé défensif de plus de six cents mètres de long qui se termine à chaque extrémité par un à-pic sur le bord de mer. Erigé perpendiculairement à la pente naturelle, il atteint douze mètres dans sa plus grande largeur et quatre mètres de profondeur. Cinq voies d'accès le traversent et aboutissent à un terre-plein aménagé avec des murets et des vestiges d'habitations.

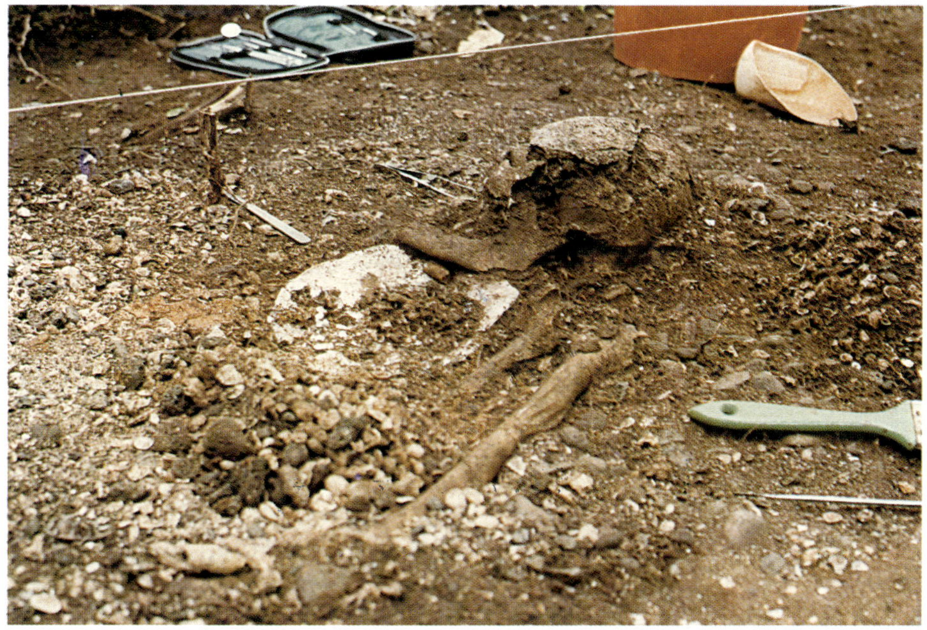

Fig. 19 - Personnage principal de la sépulture d'Atuvalu en cours
de fouille

Sur les huit tertres relevés au sommet de l'éminence qui domine la mer, trois au moins renferment des sépultures. Une de ces sépultures fut fouillée. L'espace funéraire, situé au sommet d'un gigantesque tertre aménagé, long de soixante mètres, large de vingt mètres et haut de quatre mètres, était matérialisé par un rectangle formé de pierres basaltiques fichées de chant dans le sol : il était recouvert de galets de bord de mer (*kili kili*). La fouille a montré que les constructeurs de la sépulture avaient ramené de la terre le long de la pente naturelle du cratère afin de réaliser une grande plate-forme. Pour empêcher cette terre de s'effondrer, ils avaient ensuite amassé des pierres contre la nouvelle pente plus abrupte.

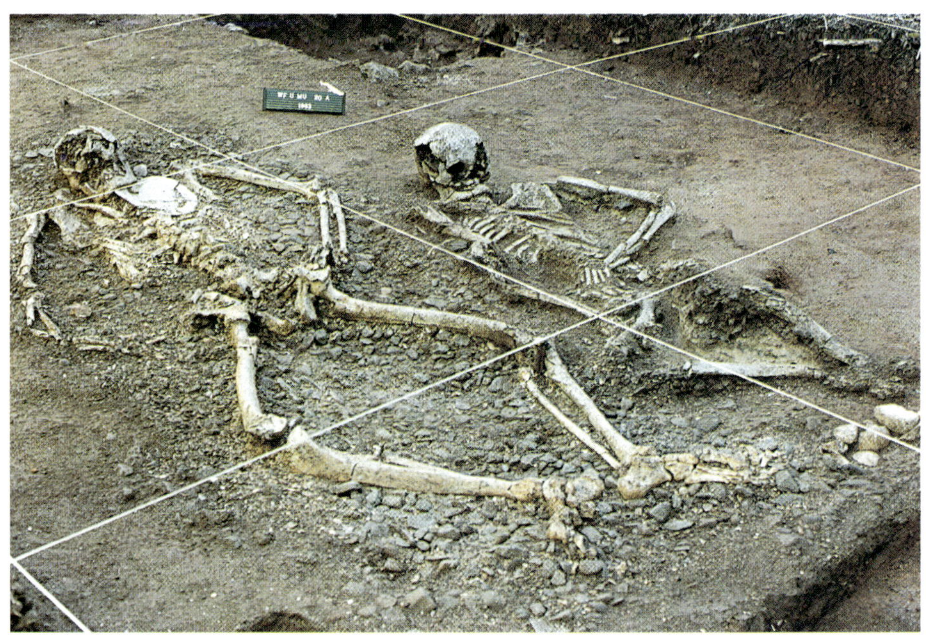

Fig. 20 - Vue générale de la sépulture d'Atuvalu fouillée en 1983

La fouille de la sépulture permit de découvrir deux squelettes. Un homme, colosse de plus d'un mètre quatre-vingt-quinze, était allongé sur un lit de galets et avait été recouvert avec du sable corallien grossier. Autour du cou, il portait une huître perlière polie percée de deux trous. Un lame d'herminette était posée sur sa poitrine. A sa gauche, allongée sur un lit de sable blanc, se trouvait une femme qui avait été enterrée vivante, pieds et mains liés. La fouille permit d'établir qu'après la mise en sépulture, la suppliciée allongée, les jambes fléchies, avait tenté de se dégager du sédiment qui l'emprisonnait.

Cette sépulture, datée de la première moitié de notre millénaire, ne comporte pas de caveau de type tongien classique, comme probablement l'ensemble des sépultures d'Atuvalu. Cela confirmerait un chant traditionnel qui se réfère à ces sépultures et mentionne l'enterrement du roi et de la reine pré-tongiens nommés *Puhi* et *Kakahu*.

Les caractéristiques de cette sépulture pourraient indiquer une période ancienne de relations entre certaines chefferies du sud d'Uvéa et Tonga.

LA FOUILLE DU TERTRE FUNÉRAIRE DE PETANIA

Durant la seconde moitié du dix-neuvième siècle et la première moitié du vingtième siècle, la plupart des tertres d'Uvéa renfermant des caveaux funéraires furent ouverts. Une de ces ouvertures fut décrite dans une lettre publiée par Burrows. Les missionnaires trouvèrent «... *les squelettes de huit chefs (...). Ils étaient étendus sur le dos selon la manière habituelle. A leurs pieds reposaient les ossements de douze esclaves qui avaient été enterrés accroupis et attachés*».

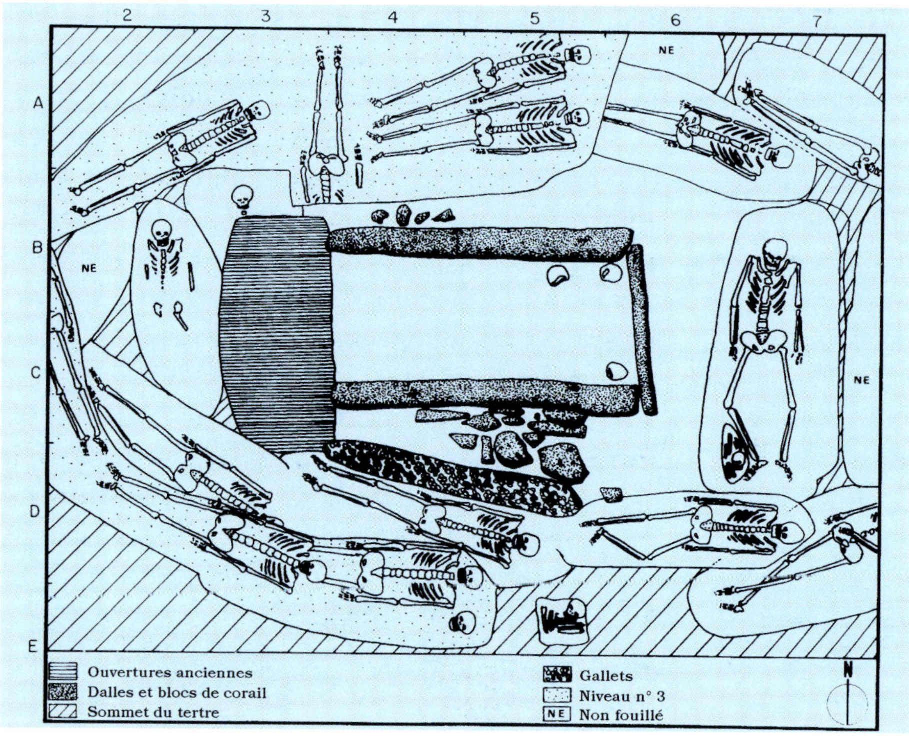

Fig. 21 - Plan de deux cercles de squelettes enterrés autour du caveau funéraire du tertre de Petania *(Sand et Valentin 1991)*

Ces types de découverte et de description ont été réalisés à plusieurs reprises lors de l'ouverture des grandes sépultures. Ils confirment les traditions orales selon lesquelles le souverain et les membres de l'aristocratie étaient inhumés dans un caveau funéraire rectangulaire, comme à Tonga. Un certain nombre de serviteurs, assis le long des murs de la chambre mortuaire, la dépouille royale sur les jambes, étaient enterrés vivants. Le caveau était ensuite fermé par une lourde dalle de corail ou de basalte atteignant plusieurs mètres de long.

En 1989, un tertre funéraire a été fouillé dans le village de Vailala, dans le district de Hihifo. D'après la tradition, ce tertre, appelé Pétania, avait été construit pour un chef du sud d'Uvéa. Lors de la fouille, un petit caveau funéraire de deux mètres de long fut dégagé, couvert par une dalle pesant plus d'une tonne. Malheureusement, ce caveau avait été partiellement endommagé durant la première moitié du vingtième siècle pour récupérer des dalles. Ces ouvertures avaient détruit les squelettes enterrés à l'intérieur et au-dessus du caveau.

La fouille autour de cette structure centrale a mis au jour deux horizons d'inhumations. Dans l'horizon inférieur, six niveaux stratigraphiques de squelettes ont été différenciés. Les

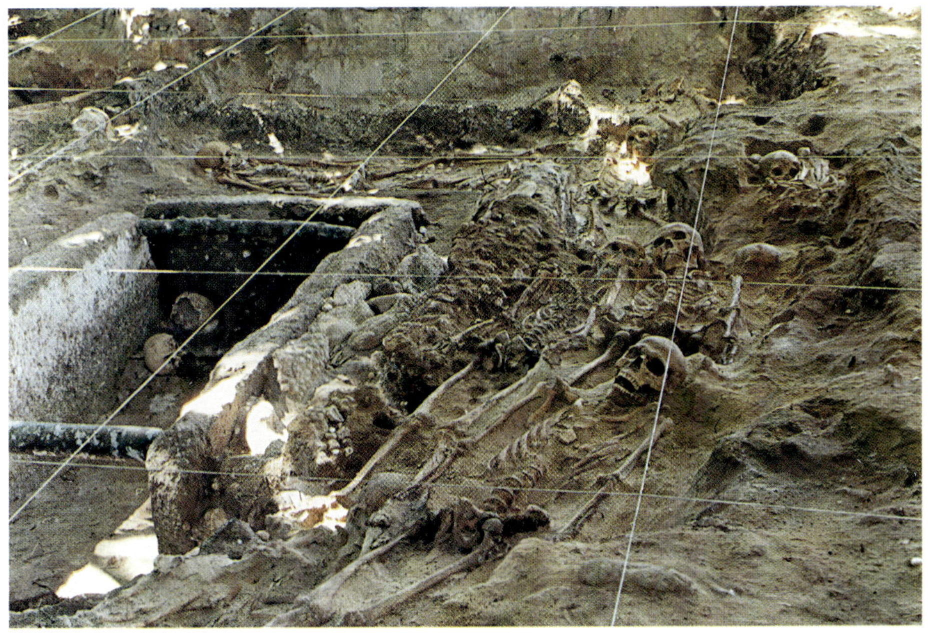

Fig. 22 - Vue de la sépulture de Pétania à la fin de la fouille

défunts avaient été placés en cercles concentriques autour de la structure principale. Dans les premiers niveaux, les squelettes étaient allongés dans des fosses. La plupart des autres individus avaient été enterrés partiellement les uns sur les autres, c'est-à-dire la tête d'un squelette reposant sur les jambes du squelette juste derrière lui, formant des couronnes d'individus autour du caveau.

Cette fouille a permis également de découvrir des individus enterrés côte à côte et plusieurs paquets d'ossements. En tout, plus de cent cinquante personnes avaient été enterrées en même temps dans l'horizon inférieur du tertre funéraire de Petania. L'étude anthropologique des squelettes, en indiquant que ces personnes sont probablement mortes au cours d'une guerre, semble corroborer la tradition orale. D'après certaines traditions, cette bataille aurait opposé des guerriers venus du sud d'Uvéa aux guerriers de Vailala.

LA FOUILLE PARTIELLE DU TERTRE FUNÉRAIRE DE PELAPELA

L'étude des monuments funéraires a également nécessité la fouille archéologique d'une autre sépulture du district de Hihifo, dans le village d'Alele. Elle a été menée sur le tertre funéraire de Pelapela, réputé pour être la sépulture collective des guerriers de la «guerre de Molihina».

La fouille partielle du tertre a permis de mettre au jour trois squelettes. Les deux individus enterrés côte à côte proches de la surface, avaient été détériorés par les cultures de tubercules. Le troisième squelette , un homme, avait été déposé, enveloppé dans un linceul mortuaire (*siapo*), dans une fosse ovale creusée dans le sol, avant d'être recouvert de sable blanc. Il portait autour du cou une huître perlière polie semblable à celle découverte sur le squelette masculin à Atuvalu.

Cette fouille a permis de découvrir une autre forme de sépulture, très proche du mode d'inhumation pratiqué encore de nos jours, à Uvéa. Elle permet de faire la jonction entre le passé et le présent de cette île.

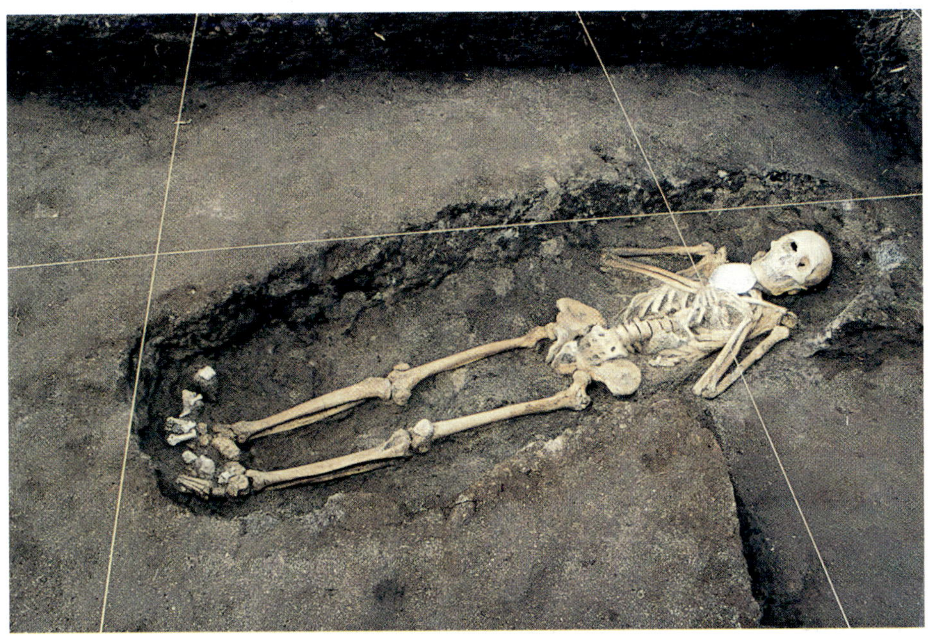

Fig. 23 - Vue générale de la troisième sépulture fouillée
du tertre funéraire de Pelapela

CONCLUSION

Les recherches ethno-archéologiques ont fait apparaître une grande richesse de l'antique patrimoine wallisien.

- La fouille de sites anciens a permis de reculer de près de 2500 ans la date du premier peuplement de l'île. Uvéa peut donc être associée au plus ancien peuplement de la Polynésie occidentale vers 1000 ans avant Jésus-Christ, peuplement effectué par des navigateurs austronésiens fabriquant des poteries Lapita.

- Les indications données par la tradition orale ont été, dans leur ensemble, confirmées par les relevés de monuments de surface et par les fouilles.

- L'étude et la fouille de sépultures ont permis d'identifier plusieurs formes différentes de modes d'inhumation et de dresser une typologie des monuments funéraires de l'île qu'il est possible de comparer avec celle des autres archipels de Polynésie occidentale.

Malgré les travaux effectués, un certain nombre de questions importantes restent en suspens. Elles ne pourront être résolues que par la poursuite des recherches aussi bien à Uvéa que dans d'autres îles du Pacifique occidental. Le patrimoine préhistorique et culturel d'Uvéa, présenté brièvement dans ces quelques pages, doit maintenant être sauvegardé, protégé et mis en valeur. Il faudrait que ceci devienne, aujourd'hui, l'affaire de tous les habitants de Wallis.

POUR EN SAVOIR PLUS

FRIMIGACCI (Daniel), J. P. SIORAT et B. VIENNE, *(1984) - Inventaire et fouille des sites archéologiques et ethnohistoriques de l'île d'Uvéa,* Centre ORSTOM, Nouméa- Nouvelle-Calédonie.

FRIMIGACCI (Daniel) et B. VIENNE, (1988) - How they became polynesians: an ethnoarchaeological investigation of Futuna and Uvea. *Man and Culture in Oceania,* Vol. 3, pp. 117-119.

FRIMIGACCI (Daniel), J. P. SIORAT et B. VIENNE, (1995) - *Un poisson nommé Uvéa. Eléments d'ethnohistoire de Wallis.* Centre territorial de recherche et documentation pédagogiques, Nouvelle-Calédonie.

FRIMIGACCI (Daniel) et M. HARDY, (1997) - *De archéologues des conquérants et des forts.* Association socio-culturelle pour la culture et l'art wallisiens et futuniens.

SAND (Christophe), (1991) - La préhistoire et l'ethnohistoire de l'île Wallis. *Bulletin de la Société des Etudes Mélanésiennes,* n° 28, Nouvelle-Calédonie. pp. 85-103.

SAND (Christophe), (1992) - La différenciation des chronologies céramiques de Polynésie occidentale à partir d'une tradition culturelle commune issue du complexe culturel Lapita. *Poterie Lapita et peuplement,* *(J. C.* Galipaud, editeur), ORSTOM, Nouvelle-Calédonie. pp. 207-217.

SAND (Christophe), (1993) - A Preliminary study of the impact of the Tongan maritime chiefdom on the late prehistoric society of Uvea, Western Polynesia. *The Evolution and Organisation of Prehistoric Society in Polynesia* (M. Graves & R. Green editors), New Zealand Archaeological Association Monograph 19 - Auckland. pp. 43-51.

SAND (Christophe), (1992) - Guerre à Wallis - Tradition orale et archéologie. *L'Archéologue.* n° 14, Paris. pp. 15-18.

SAND (Christophe) et F. VALENTIN, (1991) - First results of the excavation of the burial mound of Petania, Uvea, Western Polynesia. *Indo-Pacific Prehistory 1990,* (P. Bellwood editor), Vol. 2, Canberra. pp. 236-246.